APERÇU SUR LES TRAVAUX

DE LA

COMMISSION DES LOGEMENTS INSALUBRES

DE LYON

PAR

LE DOCTEUR PH. PASSOT,

Membre de la Société impériale de médecine de Lyon,
Médecin du Conseil des prud'hommes,
Secrétaire de la Commission des logements insalubres.

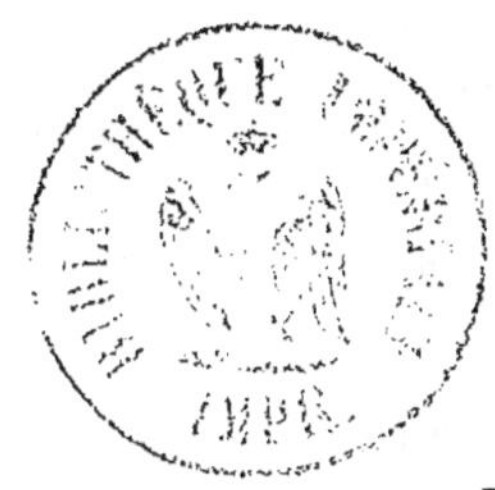

LYON

IMPRIMERIE D'AIMÉ VINGTRINIER

Rue de la Belle-Cordière, 14.

—

1870.

APERÇU SUR LES TRAVAUX

DE LA

COMMISSION DES LOGEMENTS INSALUBRES

DE LYON

Notre intention est de donner un aperçu des travaux de la Commission des logements insalubres pendant les quatre dernières années qui viennent de s'écouler.

Nous devons rappeler une lettre insérée dans la *Gazette médicale de Lyon*, à la date du 16 décembre 1865, dans laquelle nous disions que de 1861 à 1865 inclusivement, le nombre des plaintes, qui toutes avaient nécessité un et quelquefois même deux rapports, s'était élevé à 84.

Il importe de remémorer que la Commission ne remplace pas la voirie urbaine chargée de veiller à l'entretien et à la propreté des rues, cours, allées, lieux d'aisances, dont la porte s'ouvre sur un palier, etc.; que ses attributions sont complètement distinctes de celles du Conseil de salubrité qui seule doit résoudre les questions se rattachant aux établissements insalubres ou incommodes; qu'enfin la Commission n'intervient dans une plainte qu'autant qu'elle en est saisie par l'Administration préfectorale. La Commission imite en cela soit le Conseil de salubrité, soit celui des Prud'hommes, qui ne vont jamais au-devant des contraventions, mais se contentent de les juger quand elles leur sont soumises. D'ailleurs, il faut bien le reconnaître, il n'en est pas des habitations *particulières* comme des maisons *garnies* ou des

4

hôtelleries. Celles-ci sont soumises aux prescriptions de l'autorité municipale, tandis que celles-là représentent le domicile et la propriété qui doivent être respectés. Si le zèle n'avait pas ses limites, il pourrait bien dégénérer en une véritable inquisition.

Aussitôt qu'une plainte a été déposée à la Préfecture, elle est bientôt adressée au vice-président de la Commission par M. le sénateur. Voici la formule de sa lettre d'envoi : « J'ai l'honneur « de vous transmettre une pétition par laquelle le sieur... signale « l'insalubrité du logement qu'il occupe à Lyon, rue... n°..

« Je vous prie de charger un de MM. les Membres de la Com- « mission des logements insalubres de visiter le local dont il « s'agit et de me faire des propositions, s'il y a lieu, en me ren- « voyant la pétition ci-jointe. »

Est-il besoin de dire que toutes les affaires que M. le préfet envoie à la Commission sont examinées avec le plus grand soin et que les rapports ne se font pas longtemps attendre?

La Commission des logements insalubres de Paris, qui a d'ailleurs des employés spéciaux pour les écritures et l'expédition des affaires, se charge elle-même de la transmission de ses rapports aux propriétaires. Celle de Lyon, au contraire, les défère toujours directement à l'Administration.

Les parties intéressées sont mises en demeure par le préfet lui-même, et non par huissier, de venir prendre connaissance du rapport. En cas de résistance de la part du propriétaire, le Conseil municipal intervient pour juger les réclamations, qui doivent se produire dans le délai d'un mois (art. 4 de la loi du 13 avril 1850); un recours suspensif est ouvert aux intéressés contre ses décisions devant le Conseil de préfecture, dans le délai d'un mois également, à dater de la notification de l'arrêté municipal (art. 6); l'interdiction ne peut être prononcée que par lui, et, dans ce cas encore, il y a recours de sa décision devant le Conseil d'Etat. (Art. 19).

On voit jusqu'à quel point un propriétaire récalcitrant peut, d'après la loi, faire traîner les choses en longeur, et combien un locataire aurait le temps de souffrir, si la Commission n'intervenait pas efficacement.

Voici le nombre des affaires reçues par la Commission durant le cours des quatre dernières années :

En 1866................... 14
— 1867................. 34
— 1868................. 16
— 1869................ 17
                          ——
                          81

La proportion des plaintes a varié suivant les arrondissements, elles se répartissent de la manière suivante :

1er arrondissement........ 19
2e —   —   13
3e —   —   9
4e —   —   17
5e —   —   20
6e —   —   3
                          ——
Nombre égal....... 81

On voit par ce tableau que c'est le 5e arrondissement, comprenant les différents quartiers de l'Ouest, et le 1er, c'est-à-dire celui de l'Hôtel-de-Ville, qui offrent le plus fort contingent. La Croix-Rousse ne vient qu'en 3e ligne, et les Brotteaux ne figurent que pour le faible chiffre de 3.

Il y a lieu de s'étonner que cet arrondissement, où se trouvent encore tant de mauvais logements en contre-bas des remblais, n'ait pas envoyé à l'Administration un plus grand nombre de plaintes.

Quant aux logements des ouvriers de la Croix-Rousse (4e arrondissement), il convient de reconnaître que très-généralement ils sont salubres et que, sauf d'assez rares exceptions, ils sont dans de bonnes conditions sous le rapport de l'air et de la lumière. Il faut, en effet, à l'ouvrier tisseur beaucoup de clarté, il ne peut s'en passer dans sa profession. J'ajouterai même que son intérêt se lie intimement à la propreté, en ce sens qu'un fabricant donnera toujours la préférence à un atelier bien tenu, tandisque celui où règnent le désordre et la malpropreté sera délaissé et courra beaucoup plus de chances de chômage.

Plusieurs pétitions étaient accompagnées d'un certificat de médecin, témoignant de l'insalubrité du logement. Nous avons toujours eu le plus grand soin d'annexer à notre rapport ledit certificat qui presque toujours servait à appuyer, à corroborer nos conclusions. Cependant quelques-uns de ces certificats nous ont paru trop absolus ; mais il n'est pas toujours facile au médecin de se soustraire complètement à l'influence d'un client qui, pour arriver à son but, exagère et va même quelquefois jusqu'à tromper.

Il est arrivé que des logements placés dans les meilleures conditions hygiéniques nous étaient signalés comme insalubres. On nous montrait des souliers moisis, des linges, une paillasse humides. Eh bien ! il demeurait évident pour nous que le locataire avait lui-même répandu de l'eau sur ces différents objets, ou encore sur une portion de mur. Nous avons rencontré de ces locataires de mauvaise foi, que la misère avait mal conseillés et qui non-seulement refusaient de payer un ou plusieurs termes échus, mais osaient encore réclamer du propriétaire une bonne indemnité. A les entendre, ils avaient contracté une foule de maladies, eux, leurs femmes et leurs enfants, dans le maudit appartement qu'ils avaient eu le malheur de venir habiter. S'il ne s'agissait que d'occuper un local plus ou moins humide pour avoir droit à une indemnité, combien d'individus, toujours disposés à faire flèche de tout bois, se livreraient à ce genre de spéculation qui ne lais-

serait pas que d'être passablement lucratif ! Le législateur s'est
donc montré sage et prudent en rédigeant l'article suivant :

« ART. 11. — Lorsque par suite de l'exécution de la présente
« loi, il y aura lieu à résiliation de baux, cette résiliation, *ou, a*
« *plus forte raison, les réparations* n'emporteront, en faveur du
« locataire, aucuns dommages-intérêts. »

Au nombre des certificats de médecin dont il nous a été donné
de constater la justesse et qui ont contribué à fortifier nos conclusions, nous devons mentionner ceux de MM. Gubian, Horand,
Chabalier, Duviard, Dauvergne, Gromier, Lacuire, Berchoud,
Guillaud, etc.

La Commission, dans ces quatre dernières années — le fait est
assez curieux à noter — n'a pas eu à s'occuper de l'assainissement d'une seule loge de concierge. On se tromperait étrange-
ment si l'on en concluait que le sort de ces serviteurs à gages s'est
amélioré. Non, au point de vue de leur réduit, le mal est toujours
le même ou à peu près.

Il existe à Lyon un grand nombre d'immeubles d'une extrême
importance où l'espace réservé au concierge est tout-à-fait insuf-
fisant, souvent humide et où il faudrait de la lumière en plein
midi. La plupart des loges des magnifiques maisons, soit de la
rue Impériale, soit de la rue de l'Impératrice, pèchent complètement au point de vue hygiénique et portent atteinte à la
santé de ceux qui les habitent.

Et cependant aucune plainte, nous le répétons, n'est parvenue à
la Commission. C'est que n'est pas concierge qui veut. La crainte
d'être renvoyé par son propriétaire fera toujours qu'un concierge
aimera mieux souffrir que de se plaindre. Et puis beaucoup de
loges ne sont nullement susceptibles d'assainissement. Aux termes
de la loi, elles devraient donc être frappées d'une interdiction
absolue. Mais souvent alors le remède ne serait-il pas pire que le
mal ? *Avant tout, il faut vivre.*

Enlever aux concierges leur modeste emploi, ne serait-ce pas plonger très-souvent, eux et leur famille, dans une affreuse misère? Faisons des vœux pour que propriétaires, entrepreneurs et architectes tiennent mieux compte des exigences de la loi du 13 avril 1850, pour ce qui est de la loge du concierge principalement (1).

L'imprudence qui consiste à habiter prématurément les maisons neuves a dû fréquemment être commise à Lyon, dans ces dernières annés. Notre très-regretté confrère, le docteur Potton, a fait, comme président de la Société de médecine, un beau discours sur ce sujet. Il serait à désirer, dans l'intérêt de la santé publique, qu'aucune construction nouvelle ne fût habitée sans une permission de l'Administration, délivrée après une enquête faite par des hommes compétents et consciencieux. Ce vœu, exprimé depuis si longtemps, se réalisera-t-il jamais? Il est permis d'en douter. La Commission, malgré la régénération de la ville, malgré l'empressement que l'on met à occuper les maisons neuves qui s'élèvent de toutes parts, déplore cet abus, mais n'a jamais été saisie d'aucune plainte à cet égard. Une fois cependant nous avons eu à constater l'humidité d'une alcôve provenant de l'élévation d'un mur contre le mur de la maison où nous nous trouvions; nous avons pu observer là un véritable phénomène d'endosmose dont nous avons combattu les fâcheux effets en prescrivant une boiserie.

Il n'a pas été donné non plus à la Commission de s'occuper des *sous-sols*, qui diffèrent essentiellement entre eux suivant qu'ils sont éclairés par des jours *verticaux* ou par des jours *horizon-*

(1) L'auteur a eu à cœur de payer d'exemple. M. Chastaing et lui ont fait établir, d'après les plans de M. Tarchier, une loge *modèle* qui a excité de nombreuses convoitises et dont il met le dessin sous les yeux de la Société. Sa contenance, divisée en rez-de-chaussée et chambre au-dessus, est de 63 mètres cubes d'air.

taux, suivant qu'ils sont situés entièrement au-dessous du sol ou que, éclairés par de véritables fenêtres, ils ont un plafond qui s'élève au-dessus du sol.

Quand ces derniers sont garnis de boiseries, parquetés et ventilés par de bonnes cheminées, nous croyons qu'ils peuvent être habités sans danger. Ne voit-on pas à Londres, à Paris et même à Lyon, des écuries installées dans des sous-sols? Les palefreniers qui y couchent, à côté de leurs chevaux, n'en éprouvent pas, que nous sachions, des inconvénients notables. Quant aux sous-sols qui ne peuvent être considérés que comme des caves, nous n'en avons pas vus qui soient habités la nuit, et si nous en connaissions, à coup sûr qu'ils seraient sévèrement interdits.

Il est un abus qui tend de plus en plus à se répandre et contre lequel il paraît difficile de s'opposer : nous voulons parler de la conversion des cours en magasins par l'établissement de vitrages disposés à la hauteur du premier étage et souvent plus haut. La couverture des cours intercepte les courants d'air entre les diverses parties d'un bâtiment et convertit les rez-de-chaussée en espèce de caves privées d'air et de lumière. Nous n'avons reçu qu'une plainte à cet égard et nous n'avons pu l'appuyer, soit parce que le degré de l'inclinaison du vitrage était suffisant, soit surtout parce que l'établissement du ciel ouvert était antérieur à la location du réclamant.

M. le Maire du 5e arrondissement nous a adressé une lettre au sujet des habitations insalubres du quartier Saint-Paul, mais il s'est exprimé d'une manière générale sans rien préciser. Nous avons dû lui demander de vouloir bien nous indiquer les maisons et les locaux présentant de mauvaises conditions; notre lettre est restée sans réponse.

En dehors des 81 affaires qui figurent dans notre tableau et que nous avons eues à régler, nous en comptons 8 qui n'ont pas donné lieu à examen et cela parce que lorsque nous arrivions pour visiter le local, nous le trouvions fermé, le locataire ayant déjà déménagé.

Le détail de chacune de nos opérations nous entraînerait à des redites fastidieuses que nous devons vous éviter. Somme toute : blanchir à la chaux les murs noirs et enfumés, repiquer à vif et enduire les surfaces humides de ciments hydrofuges, boiser, vers les lits principalement , planchéier les pièces situées en contre-bas et non sur cave, percer ou agrandir des ouvertures, combattre le méphitisme des latrines par des siphons ou des cuvettes à bascule, remédier à l'humidité provenant des éviers et des tuyaux de chute en mauvais état, détourner quelquefois les eaux pluviales et ménagères au moyen d'une tranchée ou d'une rigole pavée, crépir la surface extérieure d'une muraille, parer aux inconvénients des gouttières, etc., etc., tel est à peu près l'ensemble des travaux ou réparations que la Commission a le plus ordinairement prescrits.

En hygiène comme en thérapeutique , étudier les causes , remplir les indications, tout est là.

Il est à remarquer que MM. les propriétaires se soumettent généralement à ce qui leur est demandé par le rapporteur, à moins, cela se comprend, que le locataire ne soit en retard de payement.

De deux choses l'une : ou le bailleur fait exécuter de bonne grâce les travaux d'assainissement, ou bien il s'y refuse. Dans le premier cas l'affaire est terminée, dans le second il y a lieu à procès et alors le rapport constitue une pièce importante qui éclaire le juge de paix ou le tribunal civil.

Le nombre des interdictions provisoires ou définitives, à titre d'habitation pour y coucher, s'élève à huit. Aucun propriétaire n'a fait opposition. Aucune des 81 affaires traitées par la Commission n'a été soumise au Conseil municipal, une seule est arrivée devant le tribunal civil. MM. les juges de paix, depuis, en ont jugé 9. 71 se sont terminées à l'amiable.

Ce dernier chiffre de 71 affaires terminées à l'amiable sur 81 prouve jusqu'à quel point la Commission est conciliatrice, combien grande est la confiance qu'elle inspire, et combien elle est dédommagée de sa peine par le vif plaisir qu'elle éprouve de prévenir certainement un grand nombre de procès et d'éclairer la conscience des juges quand, par hasard, ils doivent avoir lieu.

La Commission, nous le répétons, éclaire les tribunaux, c'est son devoir, mais elle n'a pas le droit de les remplacer ; c'est dire que l'application des peines ne la regarde nullement, pas plus qu'elle ne regarde le Conseil municipal ou le Conseil de préfecture, qui peuvent cependant interdire, le premier *provisoirement* et le second *absolument*, à titre d'habitation, un local insalubre, suivant qu'il est ou n'est pas assainissable.

Les causes d'insalubrité sont le plus ordinairement très-faciles à reconnaître. Cependant on peut quelquefois se trouver dans un grand embarras. C'est ce qui nous est arrivé à propos d'une plainte déposée par Mme de V..., demeurant rue de la Reine, 49. La chambre et le salon étaient infectés à ce point que les nobles époux avaient été obligés de louer, *par interim*, un autre appartement. L'odorat était péniblement impressionné ; c'était une véritable odeur de *putréfaction* qui s'échappait des interstices que laissaient entre elles les lames du parquet. On eut l'idée de le lever et on trouva dessous une quantité considérable de gros rats morts qui avaient sans doute péri sur un champ de bataille.

De ce qu'un appartement est au nord il ne s'en suit pas qu'un locataire soit fondé à réclamer ; il devait apprécier l'exposition avant de louer. S'il est pauvre et s'il ne peut se chauffer convenablement, c'est un malheur, mais la Commission n'y peut rien.

Certaines personnes sont dans l'habitude, dès que vient le froid, de coller du papier sur les joints des croisées qui dès lors, ne s'ouvrent plus de trois ou quatre mois. L'aération se fait mal, la vapeur d'eau qui résulte de la cuisine se répand dans l'appartement et tombe en *buée* sur les murs. De là une humidité dont beaucoup d'ouvriers se plaignent et qui n'aurait pas lieu s'ils ne condamnaient pas ainsi leurs fenêtres. Combien de fois n'avons-nous pas eu l'occasion de nous élever contre cette mauvaise habitude !

Des trous borgnes, des endroits bas et humides ayant l'aspect d'une cave, certains réduits sous les combles ayant pour toute ouverture la porte d'entrée ont été et seront toujours sévèrement interdits par la Commission.

Bien que les fonctions de membre de la **Commission** des logements insalubres soient modestes, elles n'en sont pas moins fort *utiles*, et, nous osons le dire, très-méritoires. Leur action est *réelle*, *positive*, et tout individu dont la plainte est *fondée* est sûr d'obtenir rapidement la totalité ou une partie de ce qu'il demande (1). Il obtient même, grâce à notre intervention, au-delà de ses droits : c'est ainsi que, cédant à nos sollicitations, des propriétaires ont résilié des baux qu'ils pouvaient faire valoir. Exemple : Le nommé B..., tenant un café rue Saint-Jean, en face du Palais-de-Justice, était locataire de M. D..., honorable magistrat de notre ville. La suppression de la geôle amena pour le cafetier une diminution notable de clientèle. Dès lors il rêva, il caressa l'idée d'une résiliation de bail. M. D..., très-fort, comme vous le pensez, en droit civil, la lui refusa carrément d'autant plus que la durée du bail était encore de sept ans, que B..., propriétaire lui-même, était tout à fait solvable et qu'il avait fait faire à M. D... des réparations s'élevant au chiffre de dix-huit cents francs. Il eut recours à la Commission et prétendit que la chambre où il couchait était humide ; cette chambre, située au rez-de-chaussée et donnant sur la cour, est cependant aussi saine que

(1) Le nombre des locaux assainis par les soins de la Commission s'élève, depuis sa création jusqu'à ce jour, au chiffre de plus de mille.

le comporte sa position, puisqu'elle est sur cave, éclairée par deux grandes ouvertures, parquetée et boisée dans toute son étendue ; mais la vérité est que le moindre rayon de soleil n'y pénètre jamais. Il y avait là une jeune fille de 12 à 13 ans dans un état de chloro-anémie très-prononcée. Nous fîmes valoir auprès de M. D... l'état maladif de Mademoiselle B..., l'importance qu'il y avait pour elle de coucher dans une chambre mieux exposée, nous fîmes appel à ses sentiments généreux et nous eûmes la satisfaction d'obtenir, non sans peine et moyennant le montant d'un semestre en sus du semestre courant, une résiliation qui n'en constituait pas moins pour M. D... un véritable sacrifice.

Le Conseil général alloue une somme de 2,400 au Conseil d'hygiène et de salubrité publique, mais il n'alloue rien à la Commission des logements insalubres, dont les fonctions sont purement gratuites, exigent souvent de grandes courses, une patience quelquefois à toute épreuve, des sacrifices de temps et d'argent, sans parler des chances que l'on court de se créer des inimitiés. *Fais ton devoir, advienne que pourra,* telle est la devise des membres de la Commission qui, du reste, ne s'est pas réunie depuis le 26 mars 1862.

C'est en vain que, en qualité de secrétaire remplissant les fonctions de vice-président (le préfet étant président de droit), nous avons plusieurs fois convoqué la Commission ; jamais, depuis cette époque, nous n'avons pu nous réunir plus de deux ou trois. Les membres de la Commission parisienne gagnent des jetons de présence ; il est probable que si ceux de la Commission de Lyon jouissaient de ce léger avantage, ils se rendraient en plus grand nombre aux convocations. Mais qu'importe ! les affaires, loin de souffrir de la rareté des séances, n'en sont que plus vite expédiées, à la satisfaction, nous osons le dire, de l'Administration et des parties intéressées. Le secrétaire est heureux d'exprimer ici qu'il peut toujours compter, au besoin, sur le concours et l'empressement de ses honorables collègues, **MM.** Louvier, architecte, Glénard et Ferrand.

Nous terminerons ce travail par une simple réflexion, et notre cher collègue , M. le docteur Garin , sera certainement d'accord avec nous. De même qu'il y aura toujours des femmes insalubres malgré la vigilance et les soins de la police et du service sanitaire, de même qu'il n'est pas donné à tous de pouvoir se nourrir d'aliments de première qualité, de même aussi la gêne et la misère feront toujours qu'il y aura des logements insalubres. Pallier, diminuer le mal, voilà notre légitime ambition, mais nous n'avons pas la prétention de le faire complètement disparaître.

Suit la statistique générale des logements assainis :

1852 et 53	160
1854	80
1855	75
1856	111
1857, 58, 59	225
1860, 61, 62	143
1863, 64, 65	126
1866, 67, 68, 69	81
	1,001

(Lu devant la Société de médecine, séance du 17 janvier).